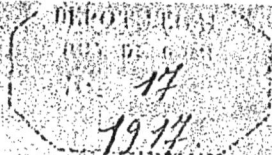

# TRAITEMENT

### DES

# MALADIES VÉNÉRIENNES

## Blennorragie, Chancres mous, Balanites

# SYPHILIS

Malades, hommes et femmes, venez à la CONSULTATION DU SOIR de l'Hôtel-Dieu. Vous y trouverez des Spécialistes pour vous examiner d'après les méthodes scientifiques les plus récentes (Microscope et Ultramicroscope, Réaction de Wassermann).

Les injections intra-veineuses de 606 et de 914 y sont faites gratuitement.

Vous serez assurés du maximum de discrétion, puisque vous serez reçus séparément, dans des Cabinets isolés.

Vous pourrez d'ailleurs vous mêler, sous un prétexte banal, aux Consultants de Médecine générale. Cette consultation fonctionne depuis quatre mois.

## CONSULTATIONS GRATUITES DU SOIR

### Médecine générale

### Cœur — Poumons — Peau

## Mardi et Vendredi, de 20 heures à 21 heures

Venez à la moindre écorchure, au moindre soupçon. N'appliquez jamais Nitrate d'argent, Calomel, Teinture d'Iode, Iodoforme ou Permanganate. Ces médicaments modifient les lésions et rendent parfois le ~nostic précoce impossible.

# SYPHILIS

---

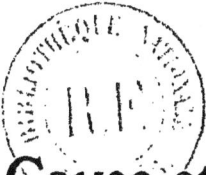

## Cause et Evolution générale.

Les ravages causés par la Syphilis sont connus depuis bien longtemps. Dès le xv<sup>e</sup> siècle, cette maladie était considérée comme une véritable calamité : le microbe qui la cause a été découvert il y a une dizaine d'années seulement. Ce microbe, vu au microscope, a la forme d'un mince filament enroulé en vrille à tours de spire très serrés : on l'appelle le **Tréponème**. A l'*ultra-microscope*, on le voit mobile comme un serpent dans le suc de raclage des lésions.

Le Tréponème, profitant d'une érosion souvent imperceptible de la peau ou d'une muqueuse, se multiplie d'abord sur place et provoque un **Chancre** au point contaminé. Puis, les **Ganglions** du voisinage se prennent et augmentent de volume. Mais cette barrière ganglionnaire est vite franchie et le Tréponème se répand dans tout l'organisme.

Tout au début, après le contact infectant, il faut attendre 25 jours en moyenne avant l'apparition du chancre que l'on appelle l'**Accident primaire**.

Six semaines après l'apparition du chancre, c'est-à-dire 3 à 4 mois après le contact infectant, le tréponème a envahi tout l'organisme et provoque les accidents de **Syphilis secondaire**: ce stade dure 2 ou 3 ans. Après ce temps, la maladie semble guérie, mais elle ne fait que sommeiller : c'est la période de **Syphilis tertiaire** qui menace l'individu non soigné, pendant le reste de son existence.

# Syphilis primaire. - Chancre.

Le chancre syphilitique est la première manifestation de la Syphilis: il n'est appréciable que 25 jours après le contact infectant. Pendant cette période silencieuse, rien ne laissait supposer que la Syphilis allait apparaître.

Le chancre est une *érosion* superficielle régulièrement ronde ou ovalaire et de coloration rose, sous laquelle les tissus sont devenus très fermes, parfois aussi durs que du cartilage: d'où le nom de *Chancre induré*. Le tout a d'ordinaire le diamètre d'un gros pois, mais il peut aller jusqu'à un centi_mètre et davantage. Une *croûte* se forme parfois à sa surface. Au contraire, le chancre est, dans d'autres cas, tout petit, ou bien il garde l'aspect d'une minime fissure: on croit à de l'*herpès* ou à une simple *écorchure*, sans se douter que c'est là le point de départ de la redoutable maladie.

D'autres fois, on pense à un *chancre mou*, parce que l'induration n'est pas très manifeste ou même n'existe pas.

Bien souvent, enfin, les tissus enflés recouvrent le chancre, et la *balanite* masque la Syphilis pour des observateurs non expérimentés.

## Siège du Chancre :

La contagion de la Syphilis se faisant non seulement par les organes génitaux, mais aussi et surtout par *la bouche*, *la langue* et *la salive*, on comprend qu'il n'y ait pas un point du corps qui ne puisse être le siège du chancre primaire. Voici ses principales localisations par ordre de fréquence :

**Organes génitaux, lèvres, menton, langue, région anale, joues, mains, amygdales, mamelons.**

## Nombre de Chancres :

On a cru pendant longtemps que le chancre syphilitique était toujours *unique*, et l'on disait inversement : « Quand il y a plusieurs chancres, c'est qu'il ne s'agit pas de Syphilis. » On affirmait le chancre mou.

*Que d'erreurs funestes sont dues à ce raisonnement !*

Tout d'abord, on peut constater à la fois un chancre des organes génitaux et un chancre de la bouche. D'autre part, sur un même organe, il n'est pas rare de compter 2, 3, 4 ou 10 chancres. A Clermont même, nous avons noté 16 chancres chez un homme et 26 chez un autre.

\*\*\*

# Syphilis secondaire.

La période secondaire de la Syphilis commence six semaines après le début du chancre, au moment où le tréponème vient de se répandre dans le sang et envahit l'état général.

Les premiers symptômes de cette période sont : la **céphalée**, la **roséole**, les **Syphilides**, la **chute des cheveux** et les **plaques muqueuses**.

## Céphalée :

La céphalée est un mal de tête tout spécial, car il est presque continu et présente des exagérations le soir et surtout *la nuit* ; il en résulte souvent des insomnies très pénibles.

# Roséole et Syphilides :

La roséole est une éruption de taches roses ne provoquant pas de démangeaison, localisée surtout sur les flancs et la poitrine et épargnant le visage.

Mais il existe d'autres éruptions, les **Syphilides,** dont chaque élément est en relief, produisant des **boutons** de couleur rouge cuivrée, dont quelques-uns peuvent devenir très larges, s'ulcérer et se recouvrir d'épaisses croûtes noires.

Ces syphilides ne respectent pas le visage; elles sont souvent confluentes sur le front, produisant la **Couronne de Vénus.**

On constate aussi un **Collier de Vénus** qui, lui, n'est pas en relief, mais se manifeste par un assemblage de taches brunes sur toute la hauteur du cou.

# Chute des Cheveux :

La chute des cheveux produit des plaques de pelade *en clairières*, irrégulièrement disséminées.

# Plaques muqueuses :

Les plaques muqueuses ont une importance capitale à cause de leur contagiosité.

Ce sont des érosions superficielles à contour irrégulier de couleur rouge, ou se recouvrant d'un mince enduit opalin; elles ne sont pas douloureuses, à peine gênantes.

Ces plaques siègent aux organes génitaux et au pourtour de l'anus. Dans ces régions humides, elles changent souvent d'aspect, faisant une saillie molle, suintante, ressemblant à un *chou-fleur*.

Mais ce qu'il faut bien savoir, c'est que les plaques muqueuses érosives envahissent les lèvres, la langue et la gorge.

A la surface de toutes ces érosions **les tréponèmes pullulent.**

C'est par l'intermédiaire des plaques muqueuses que se fait presque toujours la propagation de la Syphilis.

Il faut assurément redouter la contamination par les organes génitaux, *mais on ignore trop le danger* de la **bouche,** de la **langue** et de la **salive**

\*\*\*

# Syphilis tertiaire.

A partir de la 3e année, les plaques muqueuses deviennent plus rares; on entre dans la période tertiaire.

Le sujet se croyait guéri et commençait à oublier sa Syphilis, mais la maladie ne faisait que sommeiller. Elle se réveille bientôt en produisant des *abcès froids rongeants* appelés **gommes,** qui forment sur la peau des ulcères purulents profonds, ou bien qui perforent la voûte du palais ou détruisent le nez.

Les gommes de la langue sont fréquentes; il en existe aussi en profondeur dans les os et le foie en particulier.

Les localisations les plus dangereuses des gommes sont le *cerveau* et la *moelle épinière*; il en résulte l'**attaque d'apoplexie** ou la **paralysie des jambes.** En s'étendant en surface sur le cerveau et sur la moelle, la syphilis tertiaire conduit à la **paralysie générale,** à la **folie** ou à l'**ataxie.**

La mort survient fréquemment aussi à la suite de lésions tertiaires des organes les plus variés, **larynx, poumons reins** et **cœur**.

.*.

# Diagnostic de la Syphilis.

D'innombrables erreurs de diagnostic sont dues, au début de la Syphilis, à l'application néfaste des lois anciennement acceptées: tout chancre pour être reconnu Syphilitique devait être induré et unique.

Nous avons vu, au contraire, qu'*il peut être à base souple* et qu'il en existe parfois jusqu'à 26 sur une surface minime.

Le chancre Syphilitique n'est pas douloureux ; son aspect n'est nullement répugnant.

Les plaques muqueuses elles-mêmes, *bien que terriblement contagieuses*, produisent d'ordinaire si peu de gêne que les porteurs les ignorent souvent.

**Il est regrettable que rien de rongeant, rien d'alarmant ne vienne susciter la méfiance et faire soupçonner au malade la gravité de son état.**

Plus tard, lorsque sont apparus les accidents tertiaires, la diversité des symptômes est si grande et leur gravité est telle, que le malade ne peut supposer que les petites érosions si bénignes d'autrefois aient pu être le point de départ de pareille catastrophe: il omet d'en parler.

Si vous avez eu des accidents primaires ou secondaires n'oubliez jamais plus tard d'en avertir le Docteur, *quels que soient les symptômes pour lesquels vous le faites appeler.* La Syphilis se réveille terrible parfois, *après un sommeil de dix, vingt ou trente ans.* C'est alors au médecin de remonter à la vraie cause.

Dans les cas douteux, il aura recours à la **réaction de Wassermann,** qui donne d'ailleurs des renseignements précieux à toutes les périodes.

*A l'Hôtel-Dieu, vous trouverez des spécialistes ayant à leur disposition un laboratoire parfaitement outillé pour les recherches de microbes au microscope ou à l'ultramicroscope, et pour la technique de la réaction de Wassermann.*

**La Syphilis peut simuler toutes les maladies de la peau, toutes les ulcérations. Elle peut provoquer dans tous les organes les désordres les plus variés.**

**Venez consulter en hâte, au moindre soupçon.**

*\*

# Danger de la Syphilis.

La mortalité par Syphilis est considérable. Même tout au début de la maladie, on connaît les *chancres rongeants* produisant **des mutilations.**

A la période secondaire, des troubles oculaires peuvent rendre **aveugle** pour toujours. A ce stade, il est de nombreux cas mortels par **méningite** ou par **albuminurie** avec **hydropisie.**

Mais c'est surtout à la période tertiaire que surviennent les complications effrayantes dont nous avons signalé déjà les plus redoutables, telles que **les gommes,** les **paralysies,** **l'attaque d'apoplexie, l'ataxie, la paralysie générale, la folie, l'angine de poitrine** et la **rupture des anévrysmes.**

La Syphilis prédispose au **cancer**, surtout au **cancer de la langue**, chez les fumeurs.

La Syphilis est donc une maladie très grave pour l'individu lui-même : elle a aussi des conséquences lamentables pour la *descendance*. En effet, les **enfants** de syphilitiques arrivent difficilement au terme normal de la grossesse : les **fausses couches** sont fréquentes. Ou bien, si les enfants naissent viables, ils sont exposés au **rachitisme**, à la **surdi-mutité**, à l'**idiotie** ou à l'**épilepsie** : ce sont souvent de **petits monstres**. Leur mortalité est effroyable. Même si les apparences sont bonnes au cours des premières années, les **Hérédo-syphilitiques** sont menacés, pendant toute leur vie, des accidents de la période tertiaire.

**La Syphilis constitue donc aussi, pour la race elle-même, un redoutable danger.**

\*\*\*

# Traitement de la Syphilis.

Les deux médicaments bien connus sont le **mercure** et l'**iodure de potassium** : *Avec eux seuls il est possible de juguler des syphilis très graves.*

Mais depuis quelques années, l'emploi de la *méthode arsenicale,* par le **606** ou le **914** est venu apporter un perfectionnement considérable aux procédés de traitement.

Les *injections intra-veineuses* de **914** (combinaison du *formaldéhyde sulfoxylate de soude* avec le *dichlorhydrate de dioxydiamido-arsénobenzol)* font cicatriser le chancre, les accidents secondaires et les gommes avec une rapidité prodigieuse : en une *vingtaine de jours,* un malade est **blanchi.** Les chances de contagion sont considérablement diminuées.

Après quatre ou six injections de **914**, le malade est soumis au **traitement mercuriel** : les *piqûres intra-musculaires* constituent le procédé de choix : on les remplace, en cas d'impossibilité matérielle, par les pilules, les frictions ou les sirops.

Les *piqûres mercurielles* sont faites avec des *sels solubles* ou des *produits insolubles;* les sels solubles comme le **bi-iodure** et le **benzoate** doivent être injectés de 14 à 20 jours consécutifs.

Les produits insolubles, **calomel** et **huile grise**, ont l'avantage de ne pas exiger une assiduité quotidienne : il suffit d'une piqûre hebdomadaire pendant six semaines.

Au cours de cette phase mercurielle, il faut surveiller avec grand soin l'état des gencives, enlever les chicots et soigner la bouche après les trois repas avec un bon dentifrice et de la poudre au **chlorate de potasse**.

**Quand un malade vient d'être blanchi, il n'est pas encore guéri : il devra continuer des séries d'injections arsenicales et de piqûres mercurielles, avec intervalles de un à deux mois, pendant plusieurs années.**

On lui ordonnera de temps en temps de l'**Iodure de potassium**.

La réaction de Wassermann faite deux fois par an doit rester négative.

**Plus tôt sera commencé le traitement, plus vite viendra la guérison.**

**La Syphilis est en effet une maladie curable.**

Quand le sujet est soigné dès les premiers jours du chancre primaire, on peut arriver rapidement à une véritable **stérilisation** : la période secondaire n'apparaît pas : jamais la réaction de Wassermann ne se montre positive.

**En tous cas, avec la combinaison judicieuse de séries de 914, de mercure et d'iodure de potas-**

sium, un syphilitique ne présente jamais d'accidents, il n'est pas contagieux, il peut se marier, ses enfants n'ont aucune tare spéciale, et il continue sa vie comme si la Syphilis avait disparu de son organisme à partir du jour où il a commencé le traitement.

C'est un souci pour le reste de l'existence : mais qu'est-ce cela, en regard des catastrophes évitées !

# BLENNORRAGIE

La blennorragie est due au **Gonocoque** qui remonte, chez l'homme, dans le canal de l'urèthre et provoque un *écoulement* jaune-verdâtre. Cette inflammation du canal produit, quand on urine une sensation de cuisson très pénible. Mais, souvent, tout s'arrange au bout de quelques semaines : la douleur s'apaise et l'écoulement se tarit.

Cette évolution bénigne est si connue, que beaucoup de sujets n'y attachent pas plus d'importance qu'à un rhume de cerveau : certains même sont fiers « d'en être à leur seconde ou troisième atteinte ». Mais c'est là un sujet dangereux de fanfaronnade, car de **terribles complications** surviennent dans bien des cas : non seulement l'**Orchite** qui immobilise au lit pendant de longues semaines et peut **rendre stérile**, mais encore la **cystite** et la **néphrite** si la vessie et le rein se prennent, et surtout le **rhumatisme blennorragique** qui ankylose les articulations ou les fait suppurer.

Lorsque le gonocoque passe dans le sang, la **mort** survient par lésions du cœur ou des reins.

Quand on a un écoulement, il faut avoir grand soin de *ne pas porter aux yeux les doigts souillés de pus* : il s'ensuivrait une **conjonctivite** avec **fonte purulente de l'œil.**

La blennorragie de l'homme doit guérir complètement en quelques semaines : sinon, elle laisse à sa suite un petit suintement plus manifeste le matin au réveil, une **goutte militaire** qui persiste indéfiniment et produit, plus tard, des rétrécissements.

**La goutte est très dangereuse,** car on n'y prend pas garde : ce n'est pas une bagatelle insignifiante, *puisqu'elle renferme des gonocoques : c'est elle qui transmettra la blennorragie à la femme.*

D'ailleurs, ce n'est souvent qu'à cette période chronique d'allure bénigne que surviennent les grosses complications, telles que l'orchite et le rhumatisme.

La femme atteinte de blennorragie est sujette à ces mêmes complications, mais la conformation spéciale de ses organes génitaux imprime à l'affection une allure toute particulière. Qu'il y ait, ou non, douleur en urinant, il existe une abondante sécrétion purulente : des **« pertes blanches »** comme disent les malades, mais qui *tachent le linge en jaune ou même en vert.*

Le gonocoque n'a qu'à suivre le chemin normalement ouvert, pour remonter de proche en proche, enflammer la *matrice* ou *utérus* (**métrite**), les *trompes* (**salpyngite**) et l'*ovaire* (**ovarite**). Ces graves affections exigent souvent **l'opération chirurgicale :** la blennorragie encombre les hôpitaux de jeunes femmes : **il faut ouvrir le ventre pour éviter une péritonite mortelle.**

Comme chez l'homme, la blennorragie féminine peut persister indéfiniment sous forme de « pertes blanches » qui tachent en jaune : *cet écoulement, même léger, donne la blennorragie à l'homme sain.* S'il reste des gonocoques dans les voies génitales au moment de l'accouchement, **l'enfant est atteint d'ophtalmie purulente.** Sur 1.000 enfants aveugles, près de 800 le sont du fait de la blennorragie de leur mère. Toutes ces considérations montrent l'importance de soins judicieux : il ne faut jamais négliger une blennorragie ni une goutte militaire tant que l'examen microscopique y décèle des gonocoques.

# CHANCRE
## mou

Le chancre mou, qu'on appelle encore **chancrelle**, est produit par un microbe bien déterminé, le **bacille de Ducrey.**

D'ordinaire, comme son nom l'indique, l'ulcération ne repose pas sur une base indurée : elle est souple, excavée : son fond est jaunâtre. Mais nous avons vu à propos du chancre syphilitique, combien les erreurs de diagnostic sont fréquentes.

Le chancre mou est une affection bénigne, en ce sens que lorsqu'on a obtenu sa cicatrisation, la guérison est définitive : il ne reste aucune tare de l'organisme.

Cependant, il arrive que la chancrelle prend de telles proportions, qu'il survient de la **gangrène** et des **mutilations.**

D'autre part, l'inflammation des ganglions de l'aine aboutit à une suppuration, le **bubon,** qui exige le repos au lit pendant plusieurs semaines.

Quand on croit être atteint de chancre mou, il faut se hâter d'aller consulter, non seulement pour éviter ces complications, mais surtout parce que le diagnostic avec la Syphilis est difficile.

Les pansements à la *poudre de calomel* seront **absolument proscrits**, parcequ'ils indurent la lésion, transforment ses caractères et rendent le diagnostic impossible : il en est de même des autres médicaments **que nous avons défendus** en première page : *nitrate d'argent, teinture d'iode, iodoforme, permanganate*. On se contentera, quelle que soit la nature du chancre, de laver à l'eau ordinaire et de saupoudrer, si besoin, avec du **dermatol**.

———————

# BALANITES

Les balanites sont particulières à l'homme. Elles sont caractérisées par une inflammation suppurante, s'accompagnant souvent d'une enflure très pénible en « *battant de cloche* ».

Les balanites guérissent complètement par un simple lavage avec une solution de nitrate d'argent : cependant, c'est à cause de leur gravité possible, qu'on est amené à faire la circoncision.

Mais ces inflammations **masquent très fréquemment des chancres syphilitiques.** Le sujet est stupéfait de voir apparaître six semaines plus tard des accidents secondaires : il a perdu un temps précieux pour la guérison de la maladie.

Les spécialistes savent, au contraire, rechercher les chancres indurés à travers les tissus : le traitement peut être institué immédiatement.

———————

# PRÉCAUTIONS

## pour ne rien attraper

Les maladies vénériennes sont extrêmement répandues, même chez les gens mariés.

Dans les grandes villes, sur dix personnes que l'on rencontre, il y en a au moins une qui est syphilitique.

Quant à la blennorragie, on a pu dire d'elle : « Tout le monde l'a, l'a eue ou l'aura. »

Le **Préservatif,** quand il ne crève pas, est assurément le meilleur procédé pour chercher à rester indemne.

A défaut de cet accessoire, les précautions suivantes ont une grande importance :

Une *onction faite auparavant* avec de la **vaseline,** du **cold-cream,** ou mieux encore de la **pommade au calomel,** empêche, en partie, les contacts immédiats, rend les écorchures moins fréquentes, et la contamination peut être évitée.

*Après* chaque rapport, faire un **savonnage** prolongé, suivi d'une friction à la **pommade au calomel** ou à l'**onguent gris** bien connu, qui n'est pas du tout irritant. Soigner tout spécialement le méat urinaire, en faisant pénétrer la pommade dans le canal. On détruit de cette façon le *tréponème,* le *gonocoque* et le *bacille de Ducrey.*

La blennorragie peut aussi être évitée en pratiquant, même quelques heures après le contact suspect, une injection de **permanganate de potasse,** avec le bock de deux litres pour la femme ; avec la petite seringue uréthrale pour l'homme. La solution de permanganate doit être simplement rose : au titre de vingt-cinq centigrammes seulement pour un litre d'eau.

*Ces précautions ne sont pas infaillibles : elles ne suppriment pas entièrement les risques de contagion, mais elles offrent des garanties tellement sérieuses, que nous les recommandons instamment.*

---

# PRÉCAUTIONS

## envers les autres

Tout syphilitique doit s'abstenir de fumer, car le tabac entretient les plaques muqueuses dans la bouche, et prolonge indéfiniment la période contagieuse.

---

Le Syphilitique doit s'abstenir de tous rapports quand il présente de l'herpès ou une écorchure quelconque. Les érosions sont contagieuses, même à la période tertiaire.

---

Quand on a des plaques muqueuses dans la bouche, il faut avoir grand soin de se tenir à distance, quand on parle à quelqu'un, pour ne pas lui envoyer des « postillons » au visage.

---

# Dangers du baiser — Baiser maternel
# Baiser familial — Baiser d'amitié.

La bouche est la région du corps la plus fréquemment affectée de lésions syphilitiques sans cesse récidivantes : la salive est d'une extrême contagiosité.

Rien n'est plus dangereux que la manie si populaire des embrassades.

De gracieux bébés reçoivent ainsi chaque jour des douzaines de baisers de personnes différentes. Leurs mères devraient les y soustraire au lieu d'en tirer vanité. Les exemples du péril qu'ils courent ne sont pas rares : nous n'en citerons qu'un seul. Un enfant fut infecté par les baisers d'une amie de sa mère ; il donna par la suite sa Syphilis à ses deux sœurs, à ses deux frères et à sa grand'mère.

On connaît de nombreux cas de jeunes gens ayant contaminé leur mère ou leur sœur.

## Contagion indirecte par des objets :

La Syphilis peut s'inoculer en un point quelconque du corps par l'intermédiaire de tout objet qui aura été souillé par de la salive ou par le suc d'une érosion.

C'est ce qu'on appelle les **Syphilis innocentes** ou **imméritées**, par opposition avec les **Syphilis vénériennes,** qui ont été longtemps considérées comme un *Châtiment du péché.*

D'après le professeur Fournier, neuf pour cent des Syphilis seraient dues à des contagions indirectes. Il y a donc là un véritable danger, mais les cas en sont cependant moins fréquents que le feraient croire les explications maintes fois invoquées par des femmes infidèles ou des maris volages.

Le Syphilitique doit mettre à part sa **cuiller**, sa **fourchette** et son **verre à boire**.

L'arsenal du fumeur est très contagieux : **pipes, cigares, cigarettes, mégot** jeté dans la rue.

On connaît de nombreuses infections par des **trompettes**, des **sifflets**, des **pièces de monnaie** tenues entre les dents.

L'emploi de la même **serviette de toilette** ou de la même **éponge** par deux personnes dont l'une est contaminée, constitue pour l'autre un danger très sérieux.

Il en est ainsi pour le **linge de corps**, les **peignoirs**, les **gants de crin**, les **vêtements d'emprunt**.

Les **canules** rectales ou vaginales doivent être bouillies avant de les prêter.

Le **siège des cabinets d'aisance**, les **bidets** d'hôtel peuvent transmettre la blennorragie et la syphilis.

**Chez le barbier**, se méfier du **rasoir** et du **cuir** qui servent à tout le monde. Il n'est pas besoin d'une véritable coupure : le raclage de près suffit pour infecter.

L'affutage du rasoir sur la paume de la main est déplorable. Le coiffeur doit se laver les mains toutes les fois qu'il passe à un nouveau client. Chacun doit avoir un matériel complet enfermé à clef. Après la barbe, refuser énergiquement la **pierre d'alun** qui, loin de constituer un *bloc antiseptique*, est un véritable nid à microbes.

## Nourrices et Nourrissons :

Toute femme syphilitique doit allaiter uniquement son enfant : elle risquerait de contaminer un étranger.

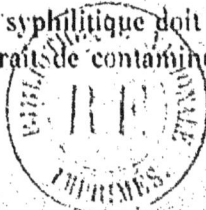

Inversement, un bébé syphilitique donne à une nourrice autre que sa mère, un chancre du mamelon.

La question de la mise en nourrice est rendue délicate par ce fait que les accidents n'apparaissent bien souvent que de dix à trente jours après la naissance : et même plus tard encore.

Cependant, en l'absence d'accidents chez le poupon, si la syphilis des parents a été bien traitée, la nourrice saine ne court aucun danger.

Seul, le médecin a le droit de déterminer si dans certaines conditions, un enfant issu de souche syphilitique peut être mis en nourrice.

---

# CONSEILS

## généraux

L'homme doit avoir toujours présente à l'esprit la pensée de l'extrême fréquence des maladies vénériennes : quelque sûre que puisse lui paraître l'occasion, il doit prendre les précautions que nous avons indiquées.

De plus, il se contentera de pratiques simples et rapides pour ne pas multiplier les contacts.

Nous lui rappellerons une dernière fois que la bouche de la femme est plus dangereuse encore que ses organes génitaux. **Il est criminel d'avoir des rapports, même avec une prostituée, quand on se sait contagieux.**

Quant à la femme, elle doit suivre aussi nos instructions.

Mais pour elle, bien souvent passive et insensible, le mieux encore serait de ne pas céder.

Le séducteur, profondément égoïste, ne poursuit d'ordinaire que la satisfaction d'un caprice passager : fréquemment il a des maladies cachées, et ses approches intimes sont l'origine des pires désastres.

\*  
\* \*

Nous terminerons par ce mot de Brieux dans sa dédicace au professeur Fournier. « **Je pense avec vous, que la Syphilis perdra considérablement de sa gravité lorsqu'on osera parler ouvertement d'un mal qui n'est ni une honte ni un châtiment, et lorsque ceux qui en seront atteints, sachant quels malheurs ils peuvent propager, connaîtront mieux leurs devoirs envers les autres et envers eux-mêmes** ».

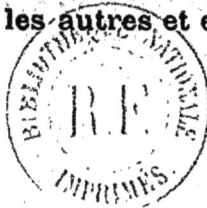

304

www.ingramcontent.com/pod-product-compliance
Lightning Source LLC
Chambersburg PA
CBHW060513200326

41520CB00017B/5020